9

DOCTEUR JULES GUIRIMAND

DU BLOQUAGE DES MACHOIRES

DANS LE

TRAITEMENT DES FRACTURES

DU

MAXILLAIRE INFÉRIEUR

GRENOBLE
IMPRIMERIE GUIRIMAND
56, Avenue Félix-Viallet
—
1920

Docteur Jules Guirimand

Du Blocquage des Machoires dans le Traitement des Fractures du Maxillaire Inférieur

GRENOBLE
Imprimerie Guirimand
56, Avenue Félix-Viallet
—
1920

A LA MÉMOIRE DE MON FRÈRE MAURICE

A MON PÈRE, A MA MÈRE

Je dédie ce modeste travail, faible gage de ma profonde affection et de mon infinie gratitude.

A MES FRÈRES, A MES SŒURS

La profonde amitié qui nous unit est pour moi ce qu'il y a de plus précieux.

A MA FAMILLE

A MONSIEUR LE DOCTEUR PERRIOL

Directeur de l'École de Médecine de Grenoble

A MES MAITRES DANS LES HOPITAUX
DE GRENOBLE ET EN PARTICULIER

MM. LES DOCTEURS : PERRIOL.
PORTE.
TERMIER.
BOSQUETTE.
CORNELOUP.
SAPPEY.
DESCHAMPS.
HERMITTE.

A MES MAITRES DANS LES HOPITAUX
DE LYON

A MONSIEUR LE DOCTEUR DESGOUTTES

Chirurgien des Hôpitaux

Qui a bien voulu nous inspirer ce sujet de thèse.

Qu'il trouve ici l'expression de notre profonde gratitude.

A MONSIEUR LE DOCTEUR PONT

Directeur de l'Ecole Dentaire
et Chef du Centre de Prothèse de la 14e Région

A MONSIEUR LE PROFESSEUR AGRÉGÉ VALLAS

Qui nous a fait le grand honneur de présider notre thèse.

Nous le prions de recevoir l'expression de notre profonde gratitude.

AUX MEMBRES DE MON JURY

MM. : NOVÉ-JOSSERAND.
LAROYENNE.
LERICHE.

INTRODUCTION

La chirurgie maxillo-faciale a pris au cours de la dernière guerre une importance particulière. Il y a quelques années, elle n'intéressait à la vérité, qu'un nombre restreint de spécialistes soit à cause des cas relativement rares qu'il était donné d'observer, soit à cause des résultats qu'elle procurait et qui étaient en général défavorables. Mais le nombre important des blessés de la face observé au cours des dernières années a imprimé à cette chirurgie spéciale un nouvel élan. C'est dans les centres maxillo-faciaux que les mutilés de la face ont été soignés et c'est là que sont nées ou qu'ont été rénovées des méthodes de thérapeutique nouvelles ou modifiées, et dues à la collaboration étroite du prothésiste et du chirurgien. La nécessité de cette collaboration a été prouvée et c'est grâce aux efforts combinés des uns et des autres que l'on est arrivé aux résultats satisfaisants que l'on sait. Grâce à cette collaboration étroite, on a pu adoucir jusqu'à un certain degré la triste perspective pour un blessé de la face, de rester toute sa vie défiguré, et par le fait même triste, démoralisé et honteux.

Or, parmi les mutilations les plus graves de la face, il semble que celles du maxillaire inférieur soient les plus graves au point de vue pronostic, car outre l'élément esthétique qui doit ici passer au second plan, il y a lieu d'envisager l'élément fonctionnel. Un maxillaire mal consolidé, non seulement défigure celui qui en est porteur, mais peut être un obstacle réel à son alimentation et amener des désordres graves de tout l'organisme.

Nous avons décrit dans ce travail un mode de traitement de ces fractures qui bien qu'ancien déjà, avait été, croyons-nous, délaissé jusqu'à ces dernières années. Nous voulons parler du bloquage, dont nous exposerons la technique avec ses diverses indications.

Nous voulons auparavant remercier M. le Docteur Desgouttes, chirurgien chef du Centre maxillo-facial de la 14e région et chirurgien des hôpitaux, d'avoir bien voulu, après nous avoir inspiré le sujet de cette thèse, nous aider de ses conseils.

Notre reconnaissance ira aussi à M. le Docteur Pont, directeur de l'Ecole dentaire et chef du Centre de prothèse de la 14e région. Il a bien voulu, tout en dirigeant notre travail, nous communiquer ses observations personnelles et les gravures que nous avons reproduites au cours de cet ouvrage.

M. le Professeur agrégé Vallas nous a fait le grand honneur de présider notre thèse. Nous le prions de trouver ici l'expression de notre profonde gratitude.

Historique

Le traitement des fractures du maxillaire inférieur a subi une série de modifications que l'on ne retrouve pas dans le traitement d'autres affections chirurgicales, et la multiplicité de ces procédés opératoires tient à deux causes : les fractures de cet os, avant la guerre étaient relativement rares, et devant le nombre restreint d'observations qui avait été recueilli, il était difficile d'instituer un traitement bien défini. D'autre part, la contention et l'immobilisation de ces fractures, conditions indispensables d'une bonne consolidation sont chose très délicate quand il s'agit d'un os comme le maxillaire. Là en effet, il ne peut plus être question comme au niveau de la jambe ou du bras, d'une immobilisation en appareil plâtré dans lequel la consolidation s'effectuera, avec une coaptation plus ou moins régulière des fragments. Peu importe d'ailleurs pour les membres puisque le résultat fonctionnel n'en sera pas amoindri. Dans les fractures du maxillaire inférieur, au contraire, le chirurgien, le prothésiste doivent tendre tous leurs efforts vers la conservation de l'articulé dentaire. Or c'est là la plus grosse des difficultés. Avec les fractures de guerre, le problème devait se compliquer. On sait, en effet, que celles-ci s'accompagnent de déplacements parfois considérables, de perte de substance, de lésions musculaires étendues, inconvénients que l'on ne retrouvait pas dans les fractures d'avant-guerre, où les fragments étaient maintenus en place par le ptérygoïdien interne d'une part, le masséter de l'autre, qui leur formaient une sangle véritable. Ces difficultés néanmoins ont été surmontées par l'emploi de certains procédés que nous décrirons au cours de ce travail. Il nous a paru intéressant auparavant de passer en revue les diverses sortes d'appareils qui ont été employés autrefois, avant d'arriver à la technique devenue courante depuis quelques années surtout.

Hippocrate se servait d'un bandage composé de « deux courroies de cuir de Carthage » que Galien perfectionna par la suite en le transformant en fronde mentonnière préconisée depuis par Soranus, Boyer et J.-L. Petit. Cette fronde est constituée par une bande de toile de dix centimètres de large, de soixante-quinze de long, sectionnée en deux dans le sens de la longueur, sauf en son milieu sur six à sept centimètres où elle reste entière. C'est sur cette portion que va reposer le menton. Les lacs supérieurs vont se nouer derrière la nuque, les lacs inférieurs se nouent au sommet de la tête. Le maxillaire inférieur fracturé est ainsi appliqué contre les arcades dentaires supérieures qui servent d'attelles.

Le chevestre qui remplace dans une certaine mesure la fronde, n'en diffère que par sa composition qui est d'un seul tenant. Cet appareil peut être amidonné pour être plus rigide.

L'inconvénient de ces divers moyens de contention était de laisser retomber partiellement au moins les fragments fracturés. Aussi furent-ils modifiés dans la suite par Théodoric et Fabrice d'Acquapendente entre autres qui interposèrent, le premier un coussin, le second, de l'étoupe, corrigeant ainsi au moins en partie le déplacement.

Ambroise Paré se servait « d'une férule de cuir de quoi on fait les semelles aux souliers, fendue par son milieu à l'endroit du menton et cousue au bonnet du malade. »

Enfin, Bouisson (de Montpellier) en 1823, appliqua la fronde en la taillant dans du tissu élastique. L'appareil est composé de deux lanières ; l'une part de la mentonnière et va se fixer à la courroie circulaire au devant de l'oreille ; l'autre part du même point et se fixe derrière l'occiput.

Le bandage fut le premier mode de traitement des fractures du maxillaire inférieur. Kearny-Rogers lui fit substituer la suture osseuse lorsqu'il l'eut introduite pour la première fois en 1825, ne faisant que répéter une opération qui, d'après Bérenger-Féraud, était déjà exécutée par les vieux médecins algériens.

Sans vouloir insister plus particulièrement sur ce mode de traitement, délaissé aujourd'hui, nous dirons que le forage de l'os a été pratiqué tantôt avec l'archet des serruriers, tantôt avec une alène de cordonnier ; d'autres opéraient avec un poinçon, d'autres enfin avec le drill des horlogers. La suture était faite soit avec du fil d'argent, soit avec du fer galvanisé ou du cuivre recuit. Thomas (1867) tordait en spirale régulière chacune des extrémités du fil à l'aide d'une clé spéciale.

L'emploi des appareils de prothèse paraît avoir été inauguré vers 1800 par Rutenick qui avait obtenu la contention d'un maxillaire fracturé entre deux plaques l'une intrabuccale, l'autre sous-maxillaire, réunies par une tige. Depuis ce temps-là, le nombre des appareils de prothèse est allé grandissant, chacun se perfectionnant, et à l'heure actuelle il est difficile d'en donner une classification. Nous citerons donc à titre historique simplement l'appareil de Houzelot (1827) modifié dans la suite par Jousset, par Morel Lavallée et par Cl. Martin, celui de Bullock, de Hayward-Kingsley préconisé en France par Mahé.

L'appareil de Cl. Martin est composé d'une pièce mentonnière et d'une pièce buccale réunies par un ressort de fixation, complété plus tard par une balle en caoutchouc destinée à corriger le déplacement en dedans du bord maxillaire fracturé. « Cette balle déprime les parties molles sous mentonnières et maintient la forme du bord inférieur de l'os si son arcade tend à s'aplatir. La pression de la balle peut à la longue ulcérer les parties qu'elle comprime ; « aussi ne doit-on la laisser que le temps nécessaire à la formation de quelques adhérences. On assujettit la balle de caoutchouc à l'extrémité du ressort en perforant la balle de part en part, à l'aide d'un couteau mouillé pour pouvoir entamer le caoutchouc. Il ne reste plus qu'à faire pénétrer le ressort dans la rainure taillée dans la balle qui est de la sorte solidement fixée. »

Signalons enfin pour terminer, un procédé de traitement des fractures connu lui aussi depuis la plus haute antiquité et remis en honneur de nos jours : nous voulons parler de la ligature des dents. Hippocrate le premier combina à l'emploi de son bandage la ligature avec un fil d'or des deux dents situées de part et d'autre du trait de fracture. Guillaume de Salicet, chirurgien italien du XIIIe siècle, reliait les dents inférieures aux dents supérieures au moyen de ligatures. Leblanc qui a rénové ce mode de traitement, il y a une vingtaine d'années environ, en expose le principe de la façon suivante : « Il s'agit, dit-il, de placer à chaque extrémité du fragment un fil d'argent autour d'une dent, d'en faire autant à la mâchoire supérieure sur deux dents homologues, de rapprocher ensuite le fragment de façon qu'il s'articule très exactement avec les dents d'en haut et de réunir deux par deux les fils préalablement placés. »

Angle utilisait comme point d'appui sur les dents des bandes métalliques qu'il scellait au ciment et qu'il réunissait ensuite par un fil plaçant ainsi la mâchoire en état d'occlusion et obtenant de cette façon l'immobilisation et la correction du déplacement des fragments.

En résumé, le bandage, moyen de contention inefficace ou au moins insuffisant ne peut être réservé qu'à un petit nombre de fractures sans déplacement et où l'engrènement des fragments est tel que l'articulé dentaire est maintenu. Il en est de même pour tous les moyens de contention qui en dérivent.

Quant à la méthode de Claude Martin elle consiste essentiellement dans une prothèse immédiate, et visait surtout les fractures sans perte de substance. Or ce procédé n'était pas applicable dans les cas qui se sont présentés durant la guerre, et où le blessé présentait des délabrements généralement importants soit de l'os lui-même, soit des tissus voisins. Les muscles en particulier, déchiquetés d'un côté, laissaient les antagonistes agir sur les fragments, qui étaient ainsi déviés. Cette force musculaire est considérable et il a fallu les cas observés pendant la guerre pour s'en rendre compte. Devant la constatation de ce fait les prothésistes se sont vus dans l'obligation de consolider les appareils de réduction et de contention. L'arc d'Angle lui-même a dû être réservé à certains cas seulement.

Le traitement qui paraît avoir réuni la majorité des suffrages est celui qui est connu sous le nom de « bloquage » ou « ficelage » des maxillaires. C'est celui qui a été employé le plus souvent dans les centres maxillo-faciaux.

Anatomie pathologique

Le maxillaire inférieur constitue à lui seul le squelette de la mâchoire inférieure. Il peut être comparé à un fer à cheval surmonté à ses deux extrémités de deux branches montantes qui se terminent par l'apophyse coronoïde et le condyle du maxillaire inférieur séparés par l'échancrure sigmoïde. Sur la ligne médiane, on peut observer les vestiges de la soudure des deux portions qui pendant la vie fœtale constituent la mâchoire inférieure. Au point de vue de sa structure, cet os a plutôt la structure d'un os long que d'un os plat, os long dont le canal médullaire serait comblé par du tissu aréolaire. Nous devons enfin signaler en passant, la présence dans le maxillaire, de travées de renforcement, dont il y a lieu de tenir compte au point de vue de la résistance aux traumatismes. Au point de vue physiologique, le maxillaire inférieur donne insertion à trente-deux muscles, les uns élévateurs, les autres abaisseurs, d'autres enfin imprimant des mouvements de latéralité et l'on comprend dès lors les désordres fonctionnels qui peuvent survenir lorsque par suite d'une fracture, l'équilibre dans lequel est maintenu cet os est rompu.

Fractures de la région symphysienne

Relativement fréquentes, ces fractures sont le plus souvent compliquées, des esquilles étant entraînées plus ou moins profondément dans les tissus voisins. Un bloc médian est situé entre les deux branches latérales qui se rapprochant l'une de l'autre, donnent une déformation en ogive, « en mâchoire de serpent ». Si la lésion siège sur une des parties latérales de la symphyse, le grand fragment est attiré en bas et en dedans par les muscles du plancher de la bouche. Les dents sont la plupart du temps brisées ou présentent des bords inégaux donnant naissance à des ulcérations linguales. La partie inférieure de la face est œdématiée, la langue a tendance à sortir et une salive visqueuse s'écoule de la bouche entr'ouverte.

Fractures latérales de l'arc maxillaire

Ce sont de beaucoup les plus fréquentes, cette portion du maxillaire étant la plus exposée. La plupart sont des fractures comminutives, à foyers encombrés d'esquilles nombreuses, parfois adhérentes aux tissus environnants, et communiquant la plupart du temps largement avec la cavité buccale. Si la fracture est unilatérale, le fragment postérieur est attiré en haut et en dedans, produisant ainsi de l'asymétrie faciale ; le fragment antérieur se déplace en bas et en arrière, attiré par le muscle sus-hyoïdien. Dans le cas de fracture bilatérale, les deux fragments postérieurs sont surélevés ; quant au fragment antérieur, il est attiré vers l'os hyoïde par le génio-hyoïdien. L'artère faciale peut être lésée et la glande sous-maxillaire également. Les déformations « en tête de mouton » sont caractéristiques dans ces sortes de fractures.

Les deux sortes de fractures que nous venons de décrire sont caractérisées par ce fait que les fragments antérieur et postérieur possèdent des dents. Les moyens de contention sont donc plus aisés que dans les fractures dont nous allons parler maintenant, et où un des fragments est édenté.

Fractures angulaires

On désigne sous ce nom les fractures qui siègent en arrière de la dernière molaire. Nous signalons seulement en passant les fissures de cette région où le déplacement est nul. Il n'en est plus de même dans le cas de fracture comminutive où le fragment postérieur, subissant l'action du temporal, est attiré en avant et en haut. D'autre part, le masséter et le ptérygoïdien interne peuvent l'attirer soit en dehors, soit en dedans. Quant au fragment antérieur, subissant l'action des muscles du plancher, il est basculé en arrière et en bas.

Plus que dans les autres cas, ces fractures ont tendance à se consolider en attitude vicieuse et souvent aboutissent à une pseudarthrose.

Fractures de la branche montante

Quand il s'agit d'une fracture linéaire de la branche montante, le déplacement est nul, les fibres du masséter maintenant les fragments osseux coaptés. Quant aux fractures intéressant à la fois l'angle et la branche montante, elles s'accompagnent de délabrements importants, et de déplacements considérables par l'action du temporal d'une part, qui attire le fragment postérieur en avant, des muscles du plancher de la bouche d'autre part, qui attirent le fragment antérieur en bas.

Fractures de l'apophyse coronoïde et du condyle

Très fréquentes dans les blessures de guerre, ces fractures siègent surtout au niveau du col du condyle et s'accompagnent rarement de perte de substance. Il se produit généralement un raccourcissement de la branche montante ; le temporal agit sur le fragment antérieur qui est attiré en haut ; quant au petit fragment, il est attiré en dedans par le ptérygoïdien externe.

Signalons enfin pour terminer les fractures multiples, où toutes les variétés peuvent se rencontrer et dans lesquelles malgré de vastes délabrements, la réduction et la consolidation s'obtiennent en général rapidement.

Fig. 1.

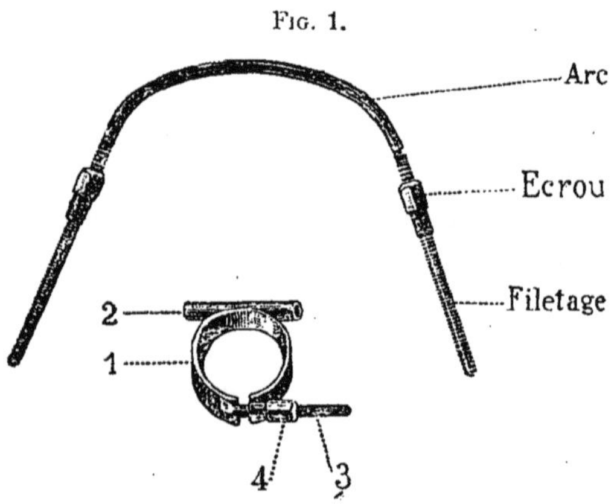

L'Arc d'Angle et l'anneau destiné à le fixer.

1 Anneau.
2 Tube destiné à recevoir la partie postérieure de l'arc.
3 Filetage.
4 Ecrou.

Traitement

Le but que doit se proposer le chirurgien dans le traitement des fractures du maxillaire est non seulement une consolidation aussi rapide que possible, mais tous ses efforts doivent tendre à maintenir l'articulé dentaire. Or, étant donné les remarquables propriétés ostéogénétiques de cet os, une réduction et une immobilisation précoces s'imposent, de façon à éviter une restauration spontanée qui serait forcément vicieuse. Mais auparavant, il devra faire un nettoyage minutieux de la plaie. Il sera d'abord procédé à l'hémostase ; on n'oubliera pas que toutes ces fractures sont infectées ; on enlèvera les corps étrangers qui pourraient s'y trouver inclus, et, au moyen de lavages d'eau bouillie tiède, additionnée de liquide de Dakin, d'eau de Labarraque ou d'eau oxygénée, on entraînera les caillots qui pourraient être adhérents. On pourra aussi se servir utilement d'une solution de chloral à 1/200 ou de teinture d'iode : cent gouttes dans un litre d'eau froide préalablement bouillie. Quant aux esquilles, on n'enlèvera que celles qui sont mobiles et vouées à une nécrose certaine ; les autres, au contraire, susceptibles de prendre part à la régénération osseuse, seront laissées en place. La plaie sera enfin recouverte d'un pansement aseptique. Sous l'influence de ce traitement, et en particulier des lavages fréquemment répétés, on verra la plaie bourgeonner rapidement, l'œdème des tissus diminuer, et l'odeur infecte du pus s'atténuer peu à peu pour disparaître complètement, les saprophytes de la bouche paraissant particulièrement sensibles à l'action des hypochlorites.

C'est à cette période seulement que l'immobilisation sera effectuée, mais non sans que le chirurgien se soit encore une fois rendu compte de l'état des esquilles et des dents. Si quelques racines doivent entretenir la suppuration, il faudra absolument les extirper sous peine de voir la lésion rester stationnaire, surtout si elles sont au voisinage immédiat de la fracture.

Sous l'influence de l'immobilisation, la douleur disparaît, les lésions « se refroidissent », et le maxillaire récupère sa forme primitive.

Quel procédé devons-nous donc employer pour opérer la réduction et la contention des fragments ?

Si la fracture est récente, la réduction est chose relativement aisée, les fragments n'ayant entre eux aucune adhérence. Dans ce cas, si le déplacement n'est pas très appréciable, et si les deux fragments sont pourvus de dents, on pourra avoir recours à la force monomaxillaire. Mais dans la majorité des cas c'est de la « force intermaxillaire » que l'on fera usage. C'est sur cette dernière que nous voulons plus particulièrement insister, car le principe du bloquage y est contenu tout entier. Dans le bloquage, en effet, nous faisons emploi d'une force dont le point fixe est sur le maxillaire supérieur, et le point mobile sur le maxillaire inférieur fracturé. Cette façon de réduire paraît préférable à toutes les autres lorsqu'elle est indiquée ; elle immobilise la fracture d'une façon parfaite le maxillaire supérieur servant d'attelle.

On se sert pour cela de gouttières que l'on fixe soli-

Fig. 2.

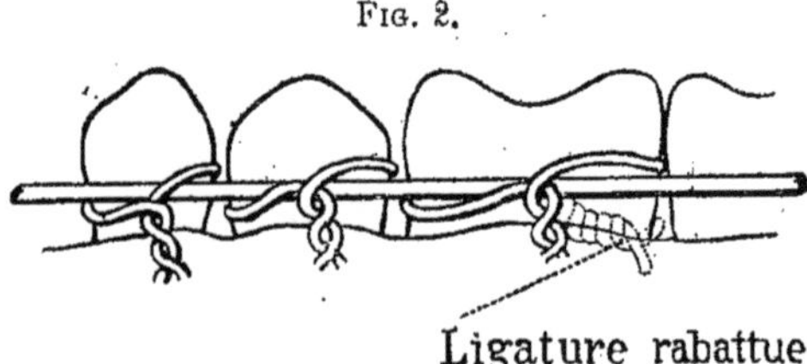

Façon dont doit être faite la ligature des dents.

Fig. 3.

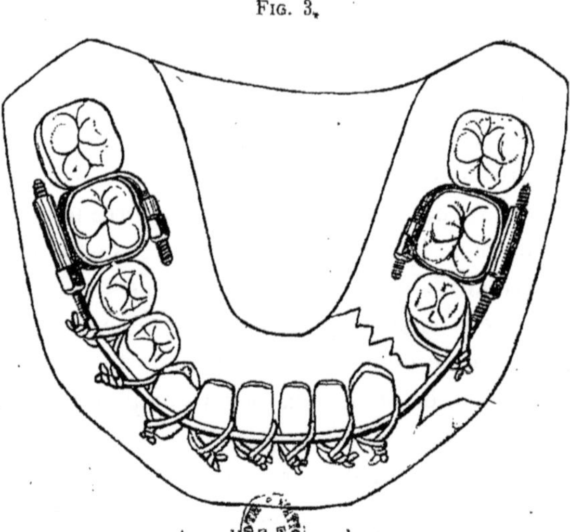

Arc d'Angle en place.

L'arc est fixé aux molaires par des anneaux munis d'écrous. La fracture est figurée schématiquement sur la branche horizontale gauche.

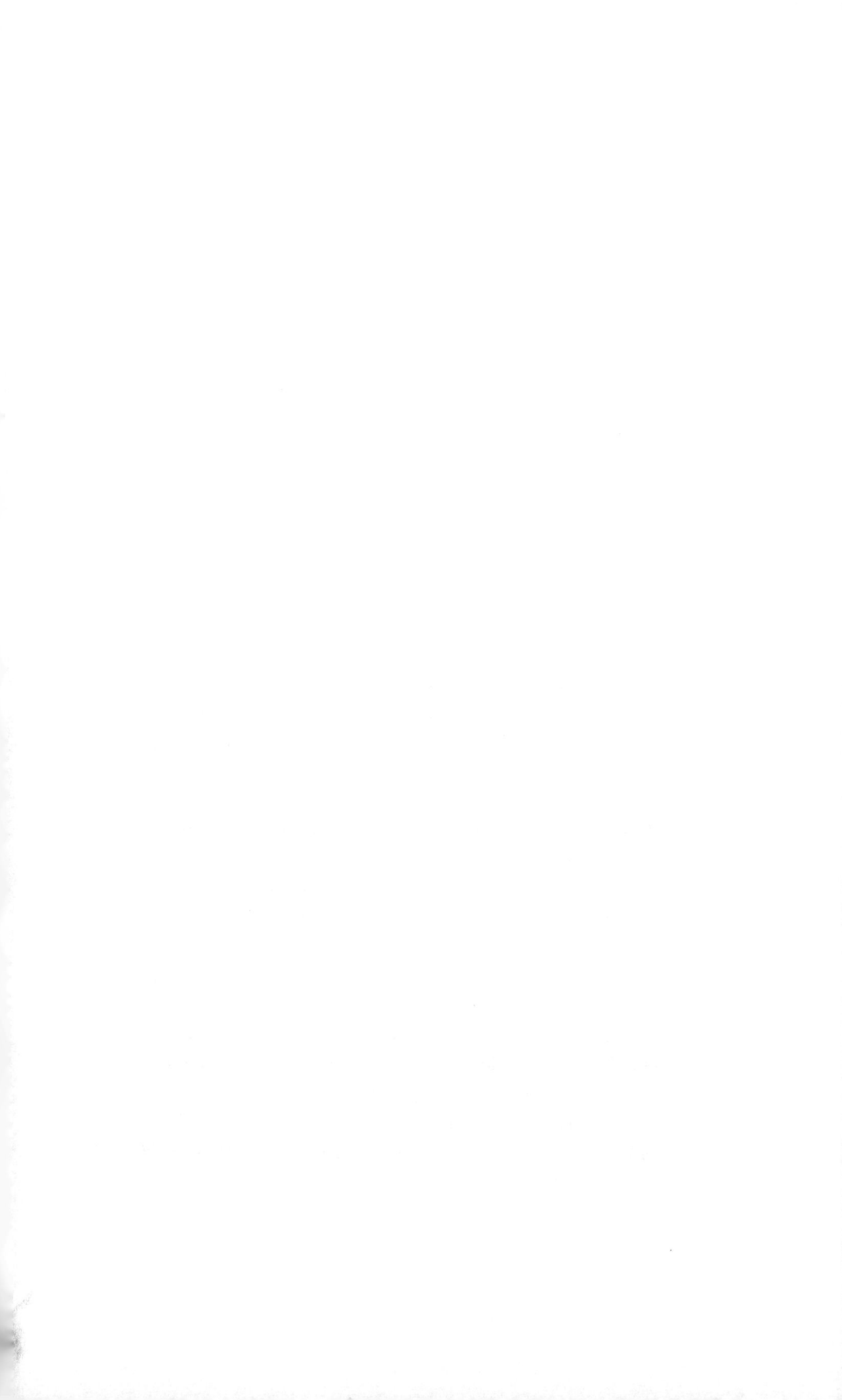

dement aux arcades dentaires, et qui sont en alliage dentaire en argent ou en aluminium. Les procédés qui assurent la contention sont nombreux : on peut avoir recours a des fils métalliques qui fixent l'appareil au niveau des dents, ou à des pointes interdentaires recourbées en U, chaque pièce représentant en réalité deux pointes que l'on insinue chacune dans un espace interdentaire différent. Lorsqu'elles sont en place, pour éviter la blessure de la langue, on les recouvre d'un protège pointe. Ces pointes ont été dans divers cas remplacées par des griffes fixées à la gouttière et que l'on serre dans les espaces interdentaires. Quand il s'agît d'enlever l'appareil, il suffit de desserrer les griffes au moyen d'une pince. Enfin, comme le faisait Angle, la fixation des gouttières peut se faire par un scellage au ciment. Les gouttières sont maintenues à la main tant que la prise du ciment n'est pas terminée. Tous les appareils à fixation métallique présentent l'avantage de pouvoir s'enlever facilement, et ils assurent, quoi qu'on dise, une immobilisation suffisante quoique moindre que celle qui est obtenue au moyen de ciment.

Les deux arcs étant en place on les rend solidaires l'un de l'autre au moyen de fils métalliques.

L'appareil dit « à écrous » est un des plus employés et M. le Docteur Pont, directeur de l'Ecole Dentaire de Lyon, le signale comme susceptible de rendre de grands services dans la zône de l'avant et d'une façon générale pour l'immobilisation rapide des fractures. Il se compose de deux anneaux pourvus d'écrous et fixés sur une dent du côté droit et sur une du côté gauche. Ces anneaux sont munis d'un tube dans lequel une des extrémités de l'arc vient s'introduire. Dans un premier temps, les anneaux sont mis en place au niveau d'une molaire de la façon suivante : le tube soudé sera placé sur la face externe de la dent, l'écrou sur la face interne, la tige de la vis étant dirigée en avant. De façon à favoriser la bonne position de l'anneau, on interposera dans un des espaces interdentaires où il se trouve une lame de caoutchouc d'un ou deux millimètres d'épaisseur, pendant une heure ou deux. L'écrou sera enfin serré au moyen d'une clé. Dans un deuxième temps, on effectuera la pose de l'arc ; on choisira un arc de longueur convenable, présentant une courbure identique à celle du maxillaire, de façon à permettre une adaptation parfaite. Quand l'arc aura été ajusté, on fera en face des dents de petites encoches destinées à recevoir les ligatures.

Enfin, dans un troisième temps, on fera la ligature des dents à l'arc ; 5 à 6 centimètres de fil ayant été coupés, on le coudera en laissant un bout plus long que l'autre le bout le plus long étant insinué entre la dent qui porte l'anneau et sa voisine. Le bout du fil est ressorti de l'autre côté, au dessous de l'arc. On ligature alors sans serrer, le serrage ne devant avoir lieu que lorsque toutes les ligatures auront été faites. D'ailleurs ce n'est guère que le soir de l'opération que le ficelage sera achevé, les vomissements postanesthésiques empêchant tout bloquage. La ligature sera faite temporairement au moyen d'anneaux de caoutchouc.

Comment vont s'alimenter ces malades ?

Il était permis au début d'avoir quelques appréhensions, et l'on se demandait comment des hommes affaiblis déjà par toutes sortes de fatigues allaient supporter

FIG. 4.

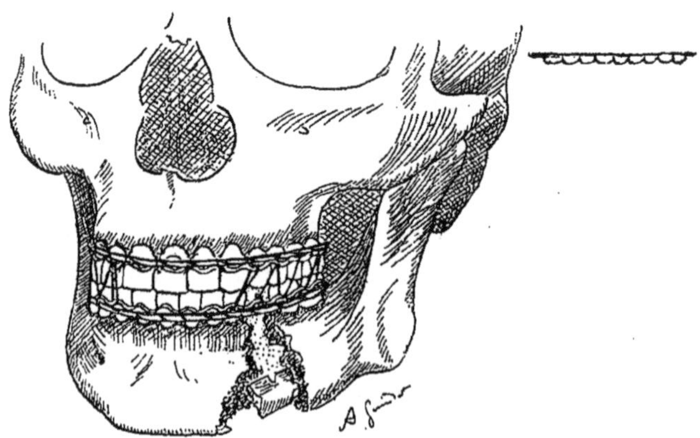

Ficelage des deux arcades pour réduction et maintien d'une fracture de la branche horizontale gauche avec perte de substance.

(In Herpin), les fractures de guerre du maxillaire inférieur.

FIG. 5.

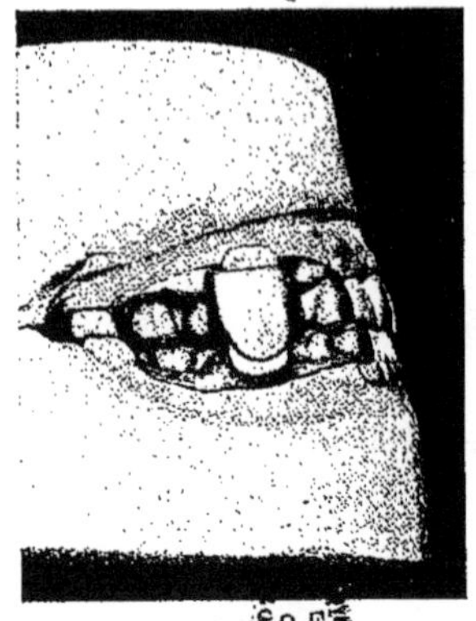

Le Guide utilisé dans le « blocage des mâchoires ». L'ailette fixée à la gouttière inférieure est immobilisée dans la gaine soudée à la gouttière supérieure. *(In Lebedinsky et Virenque)*.

le régime qui leur était imposé. N'allait-on pas donner lieu à des troubles gastriques, amener un amaigrissement rapide ? Dans la majorité des cas, l'état général est conservé. Le patient est suralimenté, soumis au régime liquide ou semi-liquide. Nous signalons en passant le régime auquel sont soumis les blessés du centre maxillo-facial de Lyon : trois litres de lait, quatre œufs, un litre de bouillon, cent grammes de jus de viande ; un quart de vin. Les pesées qui ont eu lieu régulièrement dans ce service n'ont indiqué en aucun cas l'amaigrissement que l'on redoutait. Une augmentation de poids a été signalée dans un cas.

Il nous reste maintenant à envisager certaines conditions particulières dans lesquelles le chirurgien peut être appelé à intervenir. Il peut arriver que, par suite de contractions musculaires exagérées, l'immobilisation en bonne position soit particulièrement difficile. On aura recours dans ce cas, à des arcs munis de crans d'arrêt s'emboîtant l'un dans l'autre, le cran fixé sur l'arc supérieur entrant à frottement doux dans celui qui est fixé sur l'arc inférieur. La contention dans ce cas est solidement assurée, les mouvements de latéralité, et ceux d'élévation et d'abaissement étant totalement annihilés, les premiers par les crans, les autres par les fils. Certains arcs, au lieu de posséder deux crans symétriques placés à gauche et à droite, n'en possèdent qu'un seul sur la ligne médiane.

Quelle sera la conduite à tenir lorsque le blessé ne sera envoyé au spécialiste que quelques jours après sa fracture ?

Un élément nouveau entre en jeu : la contracture. Il

est alors difficile de placer les fils nécessaires à la fixation des arcs. Duchange pour ces cas-là a apporté une modification aux appareils : « on soude aux endroits correspondant aux espaces interdentaires perméables, de petites tiges métalliques. L'arc est ensuite appliqué, ces tiges passant à travers les espaces ; elles sont alors rabattues sur la face postérieure des dents, et les deux autres extrémités de l'arc sont courbées autour de la dernière dent intéressée. » On procède à ce moment à la ligature.

Avant de terminer, nous devons signaler un arc muni de festons sur lesquels sont passés les fils qui doivent assurer la solidarité des deux arcs (Voy. fig. 4). Les festons de l'arc supérieur sont dirigés en bas, ceux de l'arc inférieur sont dirigés en haut. Telle était du moins la technique employée en premier lieu. Plus tard, Herpin, ayant remarqué que le maxillaire inférieur fracturé avait de la tendance à la rétropulsion, et que l'arc inférieur par suite de la direction de ses festons se trouvait attiré en avant et pivotait sur ses ligatures de fixation, remédia à cet inconvénient de la façon suivante : au lieu d'appliquer sur l'arc inférieur les festons dirigés en haut, il appliqua les festons dirigés en bas, rendant impossible la rotation de l'arc, les tractions exercées étant contrebalancées par l'action des festons au niveau du collet des dents. Signalons enfin les appareils à verrous.

Tous les procédés dont nous avons parlé jusqu'à présent s'appliquent au fragment pourvu de dents. La contention du fragment édenté n'est pas aussi commode. Aussi, quand le déplacement n'est pas trop considérable, il n'y a pas lieu d'en tenir compte, le résultat fonctionnel n'en étant pas amoindri. Si toutefois la contention s'impose, elle sera exécutée au moyen d'une selle.

Solas, pour remédier à la difficulté de contention du fragment édenté, a proposé de faire de l'immobilisation « en bouche entr'ouverte ». On surélève l'articulation au moyen de selles symétriquement placées. On crée ainsi un intervalle de quelques millimètres entre les deux arcades. Ce procédé n'est pas applicable aux fractures de l'angle ou de la branche montante, car il gêne le rapprochement des fragments et empêche la consolidation.

Quelle sera la durée du traitement ?

La moyenne est d'environ deux mois, mais pendant ce temps, des nettoyages de bouche fréquents sont effectués ; l'appareillage sera pour cela enlevé de temps à autre, surtout à partir de la troisième semaine ; si le cal est en voie de formation on en profitera pour imprimer à l'articulation temporo maxillaire un certain nombre de mouvements. Il n'est pas contre-indiqué non plus d'avoir recours au massage, et au ventousage de la région voisine du foyer de fracture, de façon à favoriser l'ostéo-genèse et à éviter l'atrophie musculaire. En somme la méthode d'immobilisation des mâchoires combinée à une mobilisation précoce paraît être la meilleure technique, si elle est appliquée judicieusement. Mais dans les fractures du maxillaire, ce qu'il importe en tous cas de faire avant tout c'est l'immobilisation. On pourrait appliquer à la thérapeutique des fractures de cet os les mots de Lucas-Championnière : « L'immobilisation dans certains cas, devient une nécessité et le rétablissement relatif de la forme devient la condition du rétablissement suffisant de la fonction. »

En résumé, le traitement des fractures du maxillaire inférieur consiste dans un nettoyage minutieux de la bouche, dans la réduction et l'immobilisation rapides, et enfin dans une mobilisation prudente pour favoriser la formation du cal.

Ce n'est qu'après une certaine période d'observation que l'on interviendra sur le foyer de fracture, celui-ci pouvant évoluer souvent d'une façon favorable.

Une observation relatée par Herpin démontre la nécessité d'intervenir judicieusement sur le foyer de fracture. Il s'agissait d'un blessé « dont le maxillaire inférieur avait été broyé dans toute sa portion horizontale jusqu'à la partie moyenne des branches montantes. Une suppuration excessivement abondante s'était établie, et le blessé dont l'évacuation avait été retardée de quelques jours présentait de la pneumonie septique. Les gencives étaient en lambeaux et des portions importantes des tables externe et interne les dépassaient dans la bouche, certaines, d'un centimètre environ, paraissant complètement dénudées et baignant dans un pus fétide. Tout autour, des débris de dents et d'alvéoles formaient un magma infect. Nous n'avons procédé, dit Herpin, malgré l'état relativement grave du sujet qu'à l'extirpation des débris dentaires et des débris d'alvéoles manifestement sans connexions vitales possibles, laissant même les portions importantes à nu dans la cavité buccale. Au bout de huit jours, des portions importantes étaient recouvertes de muqueuse. »

Donc si l'on doit intervenir, ce ne sera qu'après l'immobilisation. Cette immobilisation en effet, outre qu'elle supprime la douleur, refroidit en quelque sorte les lésions et tarit peu à peu la suppuration.

Le bloquage des maxillaires peut à un certain degré être considéré comme traitement d'urgence et être employé assez près de la ligne de feu.

Enfin on obtient ainsi une parfaite rectitude du corps du maxillaire.

Indications et contre-indications

Dans quel cas le bloquage des maxillaires doit-il être employé ? Chaque fois que la réduction et la contention monomaxillaires seront impossibles. Il est trois cas dans lesquels cette technique paraît particulièrement indiquée : les fractures esquilleuses, les fractures avec perte de substance, les pseudarthroses.

1°) Fractures esquilleuses

Il est impossible de réduire convenablement et de maintenir en bonne position au moyen de la force monomaxillaire la mâchoire inférieure atteinte de fracture comminutive. Ce n'est qu'au moyen du bloquage que l'on peut lutter contre l'action puissante des muscles hyoïdiens et conserver l'articulé dentaire. C'est aussi le meilleur moyen d'éviter la pseudarthrose.

L'écartement des branches fracturées est comblé par les esquilles douées de vitalité qui auront été laissées en place.

Ce traitement est aussi bien indiqué dans les fractures comminutives de la région symphysienne que de la partie latérale de l'arc ou de la branche montante.

2°) Fractures avec perte de substance

Dans beaucoup de cas, les fractures latérales de l'arc sont caractérisées par des fragments pourvus de dents tous les deux. La contention monomaxillaire suffit alors. Mais d'autres fois le bloquage est nettement indiqué ; c'est surtout le cas des fractures avec perte de substance, ou laissant sur le fragment postérieur un nombre de dents trop restreint pour assurer une bonne contention.

« Lebedinsky en rapporte le cas suivant : il s'agissait « d'une fracture avec perte de substance au niveau de « la partie latérale gauche de l'arc maxillaire. Les frag- « ments étaient fortement déviés. La plaie cutanée, dé- « chiquetée, irrégulière, s'étendait en haut vers la com- « missure labiale gauche et en arrière vers la région « angulaire. Le foyer de fracture communiquait large- « ment avec la plaie cutanée et avec la cavité buccale. « La perte de substance s'étendait de la canine à la « deuxième grosse molaire gauche. Le grand fragment « droit, était éversé vers la cavité buccale ; l'articulé du « petit fragment gauche était normal. Le foyer de frac- « ture fut régularisé et drainé ; le curettage permit d'en- « lever des esquilles et un éclat métallique. Après la dé- « sinfection de la plaie, il a été procédé à la prise d'em- « preinte. La fracture était réductible à la main ; un « appareil de contention fut appliqué. Etant donné l'é- « tendue de la zône de comminution et le peu de prise « au niveau du fragment postérieur, nous avons immo- « bilisé les deux fragments par une gouttière bridge et « bloqué les mâchoires en articulé. L'appareil se com- « posait : 1° de deux gouttières coiffant les deux frag- « ments du maxillaire inférieur et reliées par un bridge « passant au-dessus du foyer de fracture ; 2° d'une « gouttière métallique scellée sur la totalité de l'arcade « supérieure ; 3° d'un guide placé du côté opposé à la

« fracture. Au bout de trois mois, l'appareil fut enlevé ; « l'espace interfragmentaire était comblé par un cal en- « core peu résistant. Nous avons maintenu alors la con- « tention monomaxillaire avec guide. Le blessé put « s'alimenter d'une façon normale ; le guide permettait « l'ouverture de la bouche sans déplacement de l'arti- « culé. Après cinq mois de ce traitement, la consolida- « tion fut parfaite ; aucun mouvement n'était constaté « au niveau du foyer de fracture ; l'articulé était normal. « Un examen radiographique a fait constater le bon « résultat obtenu. »

3°) **Même traitement à employer dans les fractures rétrodentaires, angulaires et angulo-ascendantes**

Le fragment postérieur est édenté, et le bloquage est seul capable de faire la contention du fragment antérieur et de maintenir l'articulé. Le même traitement sera employé si l'on juge que les dents n'offrent qu'une solidité insuffisante.

« Dans un cas, un projectile avait traversé l'étage inférieur de la face, de la région jugale droite à la région angulo-génienne gauche. La balle avait intéressé la cavité buccale, brisant les molaires supérieures droite et gauche et lésant la face dorsale de la langue ; le maxillaire inférieur était fracturé au niveau de la région préangulaire gauche.

Le grand fragment droit, comprenant toute l'arcade dentaire était basculé en linguo-version, rétropulsé et dévié à gauche. La réduction manuelle des fragments fut facile. Le bloquage des mâchoires fut nécessaire pour obtenir une contention satisfaisante. Il fut maintenu pendant trois mois. Lorsque les appareils furent retirés, la fracture était consolidée en articulé normal. Le résultat fonctionnel fut excellent. »

Dans un autre cas, il s'agit de fracture comminutive de la région angulo-ascendante :

« L'état général du blessé était grave ; la suppuration abondante, la température élevée ; la respiration difficile et l'alimentation pénible par suite de l'œdème de la face et du cou. Une plaie de six centimètres de long et de quatre de haut intéressait la région jugale droite juste au dessous de l'apophyse zygomatique et du bord inférieur de l'os malaire. Les fibres antérieures du masséter étaient mises à nu et en partie sectionnées ; de multiples petits éclats métalliques restaient incrustés au niveau de la joue et de la face latérale droite du nez. La muqueuse jugale était œdématiée ; la région amygdalienne droite faisait saillie vers la ligne médiane. Le foyer de fracture fut lavé au sérum et drainé. Peu à peu l'œdème diminua, l'état général alla s'améliorant. On vit alors que le petit fragment était attiré en haut et en dedans. Le grand fragment était réductible à la main. Un appareil de contention composé de deux gouttières métalliques scellées au ciment, munies d'un guide et de crochets fut mis en place. L'occlusion des mâchoires fut maintenue pendant trois mois. Après le traitement, aucune mobilité interfragmentaire ne persistait. Le condyle du côté droit était entraîné avec la même force que celui du côté opposé dans les mouvements d'ouverture de la bouche. L'articulé était normal. » (1)

(1) *Lebedinsky et Virenque* : Prothèse et chirurgie maxillo-faciale.

Il en sera de même pour les fractures de la branche ascendante proprement dite. Le bloquage dans ce cas, est destiné à éviter un raccourcissement. « Une vaste plaie, dans un cas rapporté par Lebedinsky, intéressait la région massétérine gauche, et allait de l'arcade zygomatique jusqu'à un centimètre au-dessus de l'angle du maxillaire. Le foyer de fracture fut désinfecté, les esquilles mobiles et un éclat métallique furent extraits. Les deux mâchoires furent immobilisées en occlusion. Au bout de deux mois, la fracture était consolidée. Les mouvements du maxillaire inférieur sont restés limités, jusqu'au traitement mécanothérapique qui lui a rendu ses fonctions normales. »

4°) Pseudarthroses et greffes

Mieux que par la plaque de Lambotte ou que par la suture osseuse qui amènent une suppuration abondante, on évitera le plus souvent la pseudarthrose par le bloquage, et si elle s'est produite, voici comment il y aura lieu d'intervenir. Avant d'entreprendre quoi que ce soit, la suppuration devra être tarie au niveau du foyer de fracture. Les adhérences seront alors libérées, les fragments osseux seront réduits. Puis, avec des soins minutieux d'asepsie, le greffon sera prélevé sur le malade. L'usage des cartilages costaux dans ce but a fait place à des greffons osseux proprement dits, prélevés sur un des os de la jambe, de préférence au niveau du tibia. Une des conditions principalee de la prise de ce greffon réside dans un bloquage parfait des fragments au niveau desquels le greffon sera maintenu par une suture. Dans les jours qui précèderont l'opération, on aura construit une gouttière moulée sur le maxillaire dévié. Ce moulage sera sectionné au niveau du point où le chirurgien se propose d'intervenir. Ces deux fragments seront alors articulés avec l'arcade supérieure et scellés au ciment entre eux, reproduisant à peu de détails près la forme qu'aura l'os après l'ostéotomie. C'est sur ce modèle qu'est alors construite une gouttière que l'on met en place avant l'opération. Au maxillaire supérieur est fixé un arc d'Angle qui permettra d'opérer le bloquage après l'opération.

Là plus qu'ailleurs, il y aura à lutter contre les déviations fatales qui doivent se produire à cause des rétractions musculaires et cicatricielles. Il y aura lieu d'apporter un soin tout particulier à la construction d'appareils solides, sous peine d'être dans l'obligation de changer ces appareils très souvent.

Ce traitement fait avec tous les soins qui viennent d'être signalés est susceptible de donner les meilleurs résultats, même pour des blessés âgés, chez lesquels le processus d'ossification ne se fait plus aussi rapidement.

A côté de l'immobilisation parfaite, signalons une autre condition indispensable : la suppression de toutes les esquilles nécrosées et de toute dent en communication avec le foyer de fracture. Disons pour terminer que le bloquage sera employé dans les fractures multiples du maxillaire inférieur si l'un des fragments est édenté, et qu'enfin il sera nécessaire d'y avoir recours dans certains cas, si l'état général du sujet le commande : nerveux, indociles, etc.

Contre-indications

Souvent, les blessés ne parviennent au centre spécial qu'à un moment où les fragments sont déjà partiellement consolidés et en mauvaise position. Le bloquage dans ce cas concourrait simplement à activer cette consolidation vicieuse. D'autres fois, les dents ne se prêteront pas à l'action du ficelage, soit à cause de leur état, soit à cause de leur solidité. D'autres fois elles feront défaut. Quand le déplacement sera nul, on aura recours à des moyens plus simples d'immobilisation.

Le bloquage enfin sera supprimé lorsque le blessé ne pouvant plus supporter le régime auquel il est soumis présentera des troubles dyspeptiques et s'amaigrira. Ce sont des cas exceptionnels.

Que penser des diverses objections qui ont été faites à ce mode de traitement ? On a accusé le bloquage d'empêcher l'alimentation. Nous avons déjà vu que les blessés soignés ont conservé leur poids.

Le malade n'a plus l'usage de la parole : ceci est en partie inexact, et ces blessés peuvent articuler suffisamment bien les mots pour se faire comprendre.

Le bloquage n'ébranle pas non plus les dents comme on l'a cru, pas plus qu'il ne produit de la douleur et de l'irritation des gencives. Bien au contraire, immobilisant le maxillaire inférieur aussi parfaitement que possible, il les supprime totalement, au même titre qu'un appareil plâtré soulage le membre fracturé sur lequel il est appliqué.

Peut-on redouter à la suite de ce traitement une occlusion pathologique ? Peut-être a-t-on un peu de raideur dans les jours qui suivent l'ablation des appareils, mais elle cède rapidement à quelques exercices, et jamais l'on n'a observé de cas d'occlusion vraie consécutive au bloquage.

OBSERVATION I

(*Publiée par* DARCISSAC)

Fracture para-symphysienne

P..., Georges, 20 ans, blessé le 14 octobre 1915, admis à l'ambulance deux jours plus tard. Par suite de l'éclatement d'un obus, fut enseveli et fut relevé le maxillaire inférieur fracturé. Plaie pénétrante de la joue gauche, siégeant au-dessous du trou mentonnier. Contusions multiples de la face. Fracture simple par contact. Les deux arcades dentaires portent toutes leurs dents. La fracture siège entre la canine et la première prémolaire. Le fragment antérieur est déplacé vers la droite et fortement abaissé. La fracture est irréductible.

Vers le 18 octobre, il se forme vers le bord inférieur gauche du maxillaire inférieur une collection purulente que l'on est obligé d'inciser. Le 5 novembre, le blessé interpose un bouchon entre l'arcade inférieure et le fragment gauche du maxillaire inférieur, afin d'abaisser ce fragment et de permettre au fragment principal de s'élever et de se déplacer vers la gauche. La fracture est réduite le 11 novembre ; les fragments sont maintenus en position normale par des ligatures métalliques. Toutes les dents antérieures sont incluses depuis la canine droite, ainsi que les deux prémolaires et la première grosse molaire. Le blessé continue à porter son bouchon huit jours de plus, puis un bandage de caoutchouc pendant les deux premières semaines du traitement. Deux mois après, le 11 janvier, les ligatures sont enlevées, la consolidation est parfaite.

OBSERVATION II

(Docteur Pont)

Région symphysienne

P..., 42 ans, capitaine au 23e régiment d'infanterie, blessé le 22 décembre 1915 à l'Hartmann par éclat, présentait à son arrivée au centre de stomatologie de Lyon une plaie partant du bord libre de la lèvre inférieure, s'étendant sur toute la hauteur de la région mentonnière. Le maxillaire inférieur était fracturé au niveau de l'incisive latérale gauche avec perte de cette dent. Un autre trait de fracture moins important isole la canine et la première molaire droite.

Hématome de la région sublinguale et suppuration abondante. La phonation et la déglutition sont gênées par suite de la présence d'esquilles et de projectiles dans le plancher buccal.

On fait faire une radiographie d'urgence à l'hôpital Desgenettes par le Docteur Arcelin. Cette radiographie révèle une fracture symphysienne du maxillaire inférieur avec perte de substance et présence de deux éclats (24 décembre 1915). Le 3 janvier 1916, sous anesthésie générale, on fait l'extraction des projectiles montrés par la radiographie ainsi que de quelques esquilles mobiles. On enlève également le bloc osseux supportant la canine et la première molaire droite qui était en voie de nécrose. Le lendemain, pose d'un arc double pour immobiliser les deux fragments. Vingt-deux jours après la blessure, le blessé fait une hémorragie secondaire de l'arcade dentaire inférieure. On fait l'hémostase par un tamponnement serré.

Quelques jours après, le 20 janvier 1916, le blessé fait un foyer de pneumonie qui cède d'ailleurs rapidement par le traitement habituel. Lorsque l'état général du blessé fut satisfaisant, et lorsque la suppuration eut disparu, on fit l'immobilisation du maxillaire par le procédé du bloquage (5 mars 1916). Une radiographie faite à ce moment-là, révèle une zône de décalcification des fragments. On laisse l'appareil de bloquage jusqu'au 3 mai. Le 17 mai 1916, on enlève l'arc du maxillaire inférieur et on constate une mobilité anormale au niveau du foyer de fracture. On fait faire une nouvelle radiographie. D'après cette épreuve, la perte de substance serait moins considérable, mais il n'y a pas encore de cal osseux visible. On décide de faire un nouveau bloquage pour essayer d'obtenir la formation d'un cal osseux ; l'état général du blessé est d'ailleurs excellent. Cette deuxième épreuve fut d'une durée de quarante-six jours. Au bout de ce temps, on débloque et on laisse seulement l'arc du maxillaire inférieur.

La radiographie en date du 18 juillet 1916, montre alors la formation d'un cal osseux et indique que la fracture n'est pas loin d'être consolidée. Le blessé est envoyé en convalescence d'un mois, les fragments étant bien immobilisés.

Le 28 août, à son retour, on enlève l'arc de contention, on fait l'extraction de l'incisive inférieure gauche et on renvoie cet officier en convalescence pour deux mois.

Le 4 novembre, la fracture est consolidée parfaitement ; il existe bien une perte de substance sur la hauteur du corps de l'os, mais par contre, le cal est plus volumineux et mieux calcifié.

On peut donc considérer la fracture comme guérie et le blessé, après avoir reçu un appareil de prothèse restauratrice est envoyé à son dépôt.

OBSERVATION III

(*Publiée par* Darcissac)

Fracture de la portion horizontale

C... Emile, 25 ans, fracture comminutive de la portion horizontale droite du maxillaire inférieur. Blessé par l'éclat d'une grenade le 31 mars 1916, admis à l'ambulance le 3 avril.

Large plaie gangréneuse de la joue droite. Le fragment postérieur est légèrement déplacé vers le côté jugal, il porte la deuxième grosse molaire. Le fragment antérieur, mobile, est attiré vers le foyer de fracture. La première molaire est fracturée, les deux petites molaires sont luxées, toutes les autres dents sont présentes. Au maxillaire supérieur, l'arcade est complète.

La réduction du fragment postérieur, commencée le 18 avril, est obtenue au moyen d'un élastique intermaxillaire, fixé à deux petites ligatures métalliques, l'une au collet de la surface palatine de la première grosse molaire inférieure, l'autre au collet de la surface jugale de la première molaire supérieure. La réduction est obtenue en quatre jours.

Le 25 avril, le maxillaire inférieur est maintenu en occlusion normale par des ligatures métalliques intermaxillaires. La première grosse molaire, mobile, est extraite, afin de favoriser le déplacement en avant du fragment postérieur et hâter la formation d'un cal osseux.

Le blessé porte un bandage en caoutchouc.

Le 3 mai les ligatures sont enlevées. La fracture est en voie de consolidation.

Le traitement est terminé le 14 septembre. La consolidation est complète.

OBSERVATION IV

Fracture angulaire

H..., blessé le 17 juin 1916 à Verdun, par éclat d'obus, arrive dans le service le 7 juillet. Radiographie du 10 juillet : fracture linéaire totale de l'angle gauche. Dans les deux tiers inférieurs, une portion de table externe semble incluse entre les deux fragments. A la partie supérieure, double trait de fracture, circonscrivant une portion du bord antérieur de la branche montante.

Léger déplacement de cette branche, qui apparaît par la déviation du trajet du canal dentaire et l'énucléation du fragment supérieur. Traitement par ficelage des deux arcades, prolongé jusqu'au 10 août. La fracture est alors consolidée suffisamment pour que le 19 août, des pièces de prothèse ordinaires soient mises en bouche. Le blessé part en convalescence d'un mois. A son retour, une nouvelle radiographie ne révèle plus aucune trace de lésion, et la continuité de direction du canal dentaire indique que la réduction a été effectuée dans de bonnes conditions.

OBSERVATION V

(*Publiée par* Darcissac)

Fracture comminutive de l'angle gauche du maxillaire inférieur

H... Marcel, 22 ans, blessé le 25 septembre 1915, admis à l'ambulance le 21 octobre 1915. Atteint par une balle qui pénètre au niveau de la joue droite, fracture toutes les molaires supérieures et inférieures droites, traverse la cavité buccale et perfore complètement le corps du maxillaire inférieur près de l'angle. Le fragment principal est dévié vers la gauche. La réduction immédiate de la fracture est possible, quoique difficile. L'ouverture de la bouche est très limitée. Au maxillaire supérieur, nous remarquons la présence de la première prémolaire droite, de toutes les dents antérieures ; à gauche de la première prémolaire et de la première molaire. Au maxillaire inférieur, toutes les dents antérieures et les deux prémolaires gauches. Le traitement est commencé le 21 octobre. La constriction des mâchoires est telle qu'il est impossible d'extraire les dents fracturées et de prendre les empreintes. Le 23 octobre, extraction de nombreuses esquilles, libres dans la cavité buccale. Les ligatures métalliques sont placées sur toutes les dents antérieures, les canines incluses, formant ainsi six petits crochets fixés sur les dents du haut, et six sur les dents du bas.

Le 27 octobre, le fragment principal est porté en occlusion normale et maintenu par un fil métallique réunissant alternativement comme un lacet les crochets fixés aux dents supérieures à ceux des dents inférieures. Tous les dix jours environ, nous enlèverons les fils intermaxillaires pendant vingt-quatre heures. Le blessé peut ainsi se reposer et le jeu normal de l'articulation temporo-maxillaire et du maxillaire stimule peut-être la formation du cal osseux.

Le 20 décembre, c'est-à-dire cinquante jours plus tard, nous enlevons les ligatures intermaxillaires ; la fracture est en bonne voie de consolidation. Nous continuerons à faire des lavages du trajet fistuleux qui communique avec le foyer de fracture.

Le 9 février, la fistule est fermée. Toutes les dents fracturées sont extraites. Le blessé emploie l'écarteur à vis pour combattre la légère constriction des muscles élévateurs. Le traitement est terminé le 10 avril par la pose de deux appareils de prothèse. La consolidation est complète.

OBSERVATION VI

Greffe

R... Jean, 28 ans, 346e régiment d'infanterie, blessé le 22 avril 1915 par coup de feu à bout portant.

Le maxillaire inférieur est fracturé au niveau de la

canine, avec légère perte de substance due à l'élimination d'esquilles nombreuses. Les fragments du maxillaire furent d'abord remis en bonne position à l'aide d'une double gouttière avec vis d'écartement. Au point de vue orthodontique, le résultat obtenu était parfait, mais la fracture n'a pu se consolider par suite de la perte de substance osseuse. On décide d'intervenir chirurgicalement par une greffe osseuse.

Le 8 décembre 1915, sous anesthésie générale, on prélève un greffon sur la lame antérieure du tibia. Ce greffon mesurant environ 0,012 est inséré entre les deux moignons avivés du maxillaire, et les mâchoires sont bloquées.

Un mois après, d'après la radiographie faite par le Docteur Japiot, on peut constater la formation d'un cal osseux, ce qui est confirmé par un commencement de consolidation des deux fragments. L'état général du blessé est excellent et son poids a augmenté de trois kilogrammes. Il supporte bien le régime spécial auquel il a été soumis.

OBSERVATION VII

(Docteur Pont)

Greffe

Pierre G..., 21 ans, 151e régiment d'infanterie, blessé le 14 juillet 1915 à Marie-Thérèse, par balle.

Arrivé à Lyon le 29 juillet 1915 à l'hôpital complémentaire n° 19.

Transfixion de la région mentonnière droite par balle, entrée à un centimètre au-dessus du bord inférieur du maxillaire et à trois centimètres de la symphyse. Le projectile est sorti spontanément au-dessus du bord inférieur de l'os, et à trente-cinq millimètres du point d'entrée.

Fracture de la branche horizontale droite du maxillaire inférieur au niveau de la canine. Projectile au niveau de l'amygdale droite. Le blessé fait une angine suspecte, il est évacué d'urgence sur l'Hôtel-Dieu. Avant son départ, on a placé un arc de contention (2 août 1915). Séjour à l'Hôtel-Dieu du 2 août au 17 décembre 1915, date où il part de l'hôpital pour une convalescence de deux mois, et porteur d'une gouttière scellée.

Le 20 février 1916, il revient à l'Hôtel-Dieu avec la gouttière descellée. A ce moment, il est évacué de nouveau sur le centre de stomatologie pour traitement prothétique (10 mars 1916).

Envoyé à la consultation du Docteur Pont le 20 mars, on conseille un bloquage. Il est resté bloqué cinq semaines, puis a été envoyé en convalescence d'un mois, porteur d'une gouttière scellée. Retour le 20 juin 1916.

On fait des appareils définitifs et le blessé est présenté pour pension.

A ce moment, la fracture n'était pas consolidée. Persistance d'une grande mobilité des fragments. On estime qu'il y a lieu de pratiquer une greffe osseuse à ce blessé, et on le fait évacuer sur le centre de chirurgie maxillo-faciale (20 septembre 1916).

On fait une radiographie le 6 octobre 1916 et on fait préparer les appareils nécessaires au bloquage.

Le 13 octobre 1916, intervention du Docteur Pont, sous anesthésie générale ; incision cutanée en suivant le bord du maxillaire au niveau du foyer de fracture. Dissection des téguments, de façon à dénuder les extrémités fragmentaires du maxillaire. Taille d'un greffon aux dépens du fragment postérieur. Le greffon est immobilisé en bonne position au contact des moignons de la branche horizontale. Suture en deux plans. Bloquage le lendemain de l'intervention, 15 octobre 1916 ; suites normales, pas de suppuration, cicatrisation normale en huit jours.

Durée du bloquage : deux mois ; on enlève les fils de bloquage le 10 décembre 1916 et, le 23, le blessé est envoyé en convalescence de deux mois.

Entre temps, le 13 décembre 1916, on fait une radiographie n° 9139 à l'hôpital complémentaire 34.

Retour de convalescence le 24 février 1917.

Le 1er mars 1917, nouvelle convalescence de deux mois avec retour au 27 juin 1917.

On fait une radiographie qui révèle la consolidation parfaite, ce qui est confirmé par l'examen clinique.

Toutefois, on estime qu'il est nécessaire de prolonger la contention par la pose d'un bridge, qui servira en même temps d'appareil définitif de prothèse.

OBSERVATION VIII

(Rouvillois)

Pseudarthrose traitée par la greffe ostéopériostique

D..., blessé le 25 octobre 1918 par éclats d'obus multiples, dont l'un lui fractura la branche horizontale du maxillaire inférieur (côté droit). Après avoir été opéré dans une formation chirurgicale de l'avant, il est évacué quelque temps après sur le Val-de-Grâce, où en novembre 1918, il subit une première opération ayant pour but de le débarrasser de quelques esquilles, formant séquestre dans les parties molles de la région sus-hyoïdienne.

Lorsque je vis ce blessé pour la première fois en mars 1919, il présentait une pseudarthrose fibreuse très lâche avec perte de substance étendue de la partie moyenne de la branche horizontale du maxillaire inférieur.

Après redressement progressif du maxillaire par le port prolongé d'une gouttière intra-buccale, je l'opérai le 11 juin 1919 après avoir fait bloquer ses arcades dentaires.

Anesthésie générale au chloroforme, par laryngotomie intercricothyroïdienne avec la canule de Butlin-Poirier et l'appareil de Ricard muni de l'ajustage de Sébileau. Mise en place, après rugination des deux faces du maxillaire, de deux greffons ostéo-périostiques interne et externe, prélevés sur le tibia. Suture en deux plans, sans drainage ; suites simples. La radiographie pratiquée peu après l'opération montre nettement le greffon en place, reliant les deux fragments osseux.

La consolidation osseuse a été obtenue au bout de quatre mois, et à l'heure actuelle, c'est-à-dire plus de sept mois après l'opération, cette consolidation est restée parfaite, et permet au malade de s'alimenter avec le secours d'un simple dentier qui supplée aux dents qui lui manquent.

La radiographie montre nettement le pont osseux solide qui relie maintenant les deux fragments du maxillaire et comble partiellement la perte de substance.

OBSERVATION IX

(ROUVILLOIS)

Pseudarthrose traitée par la greffe ostéopériostique

R... a été blessé le 4 octobre 1918 par une balle qui fit éclater la partie gauche du plancher de la bouche et fractura la branche horizontale du maxillaire inférieur du même côté.

Après une intervention sommaire à l'avant, et un séjour de plusieurs mois dans un centre maxillo-facial de l'intérieur, il est évacué sur le Val-de-Grâce où je le vois pour la première fois le 18 avril 1919.

A son entrée, je constate : 1°) que la langue est complètement adhérente au plancher buccal ; 2°) que la branche horizontale du maxillaire inférieur présente une pseudarthrose lâche avec large perte de substance rendant toute mastication impossible. La radiographie faite à ce moment permet de constater en outre qu'un fragment du bord inférieur du maxillaire inférieur, complètement détaché, persiste et pourrait être éventuellement incorporé dans un greffon ostéo-périostique.

Avant d'intervenir sur le maxillaire, je pratiquai au préalable le 9 juin 1918 la libération de la langue et une réfection du plancher. Cette intervention rendit au malade, avec les mouvements de la langue, l'usage de la parole.

J'intervins le 26 juin 1919 sur le maxillaire après bloquage en bon articulé dentaire. Anesthésie générale au chloroforme par laryngotomie intercricothyroïdienne avec la canule de Butlin-Poirier et l'appareil de Ricard muni de l'ajustage de Sébileau. Mise à nu et avivement des fragments. Malgré le bloquage, le fragment antérieur est encore très mobile et ne peut être que difficilement ruginé surtout en dedans où la prudence m'engage à ne pas aller trop loin pour ne pas pénétrer dans la bouche à travers le plancher réduit à une très simple épaisseur.

C'est pourquoi, au lieu de mettre deux greffons, l'un interne et l'autre externe, je me contentai d'un seul greffon externe en ayant soin de lui donner comme centre, l'esquille inférieure libre que je remontai légèrement par libération. Suture en deux plans. Sans drainage. Suites simples.

La radiographie faite peu après l'opération montre, comme dans le cas précédent, le greffon reliant entre eux les fragments osseux et l'esquille.

Au bout de quatre mois, la consolidation osseuse a été obtenue, et, à l'heure actuelle, plus de sept mois après l'opération, cette consolidation est bonne et permet au blessé de s'alimenter dans de bonnes conditions avec l'aide d'un dentier qui supplée aux dents absentes. La radiographie montre le pont osseux constitué par la fusion du greffon et de l'esquille avec les deux fragments. Certes, la perte de substance n'est pas comblée totalement, mais la continuité de l'arc mandibulaire a été rétablie, et suffit, telle qu'elle est, à assurer avec l'aide d'un dentier une mastication suffisante .

CONCLUSIONS

1° Les fractures du maxillaire inférieur sont des fractures ouvertes, souvent à grand déplacement des fragments, et dont l'évolution spontanée conduit toujours à des consolidations vicieuses, avec perte de l'articulé dentaire.

2° Le but que doit se proposer le chirurgien est d'assurer une consolidation rapide, en s'efforçant de maintenir l'articulé dentaire, condition essentielle d'un retour à ses fonctions normales du maxillaire inférieur.

3° Le mode d'appareillage qui paraît donner les meilleurs résultats est celui qui est connu sous le nom de bloquage des mâchoires.

4° Le bloquage est indiqué dans les fractures esquilleuses, dans les fractures avec perte de substance et quand on est intervenu pour faire une greffe, autrement dit toutes les fois qu'il y a lieu de faire une immobilisation parfaite.

5° Le bloquage des mâchoires a été particulièrement employé ces dernières années dans la pratique de la chirurgie de guerre, et peut s'appliquer aux fractures observées dans la pratique civile.

LE PRÉSIDENT DE LA THÈSE,
M. VALLAS.

Vu :

LE DOYEN,
L. HUGOUNENQ.

Vu et permis d'imprimer :
LYON, *le 16 février 1920.*
LE RECTEUR, PRÉSIDENT DE L'UNIVERSITÉ,
JOUBIN.

BIBLIOGRAPHIE

Bulletins et Mémoires de la Société de Chirurgie de Paris (1920).

Compte rendu du Congrès dentaire interallié 1916 (Chaix, Paris, 1917).

HERPIN. — Les fractures de guerre du maxillaire inférieur (Alcan, Paris, 1917).

IMBERT ET RÉAL. — Traitement des fractures des mâchoires (Collection horizon).

LEBEDINSKY ET VIRENQUE. — Prothèse et Chirurgie craniomaxillo-faciale (Baillière 1918, Paris).

LEBLANC. — Contribution au traitement des fractures du maxillaire inférieur (Thèse de Paris, 1897).

Lyon Médical (octobre 1915).

MARTINIER ET LEMERLE. — Prothèse restauratrice buccofaciale (Baillière 1915).

PONT. — 1° Notice sur une trousse d'urgence pour l'immobilisation des fractures des maxillaires ; 2° Note sur la Greffe osseuse (Alcan, Paris).

SOLAS. — Méthode d'appareils démontables et fixes pour le traitement des fractures du maxillaire inférieur (Montpellier, 1918).

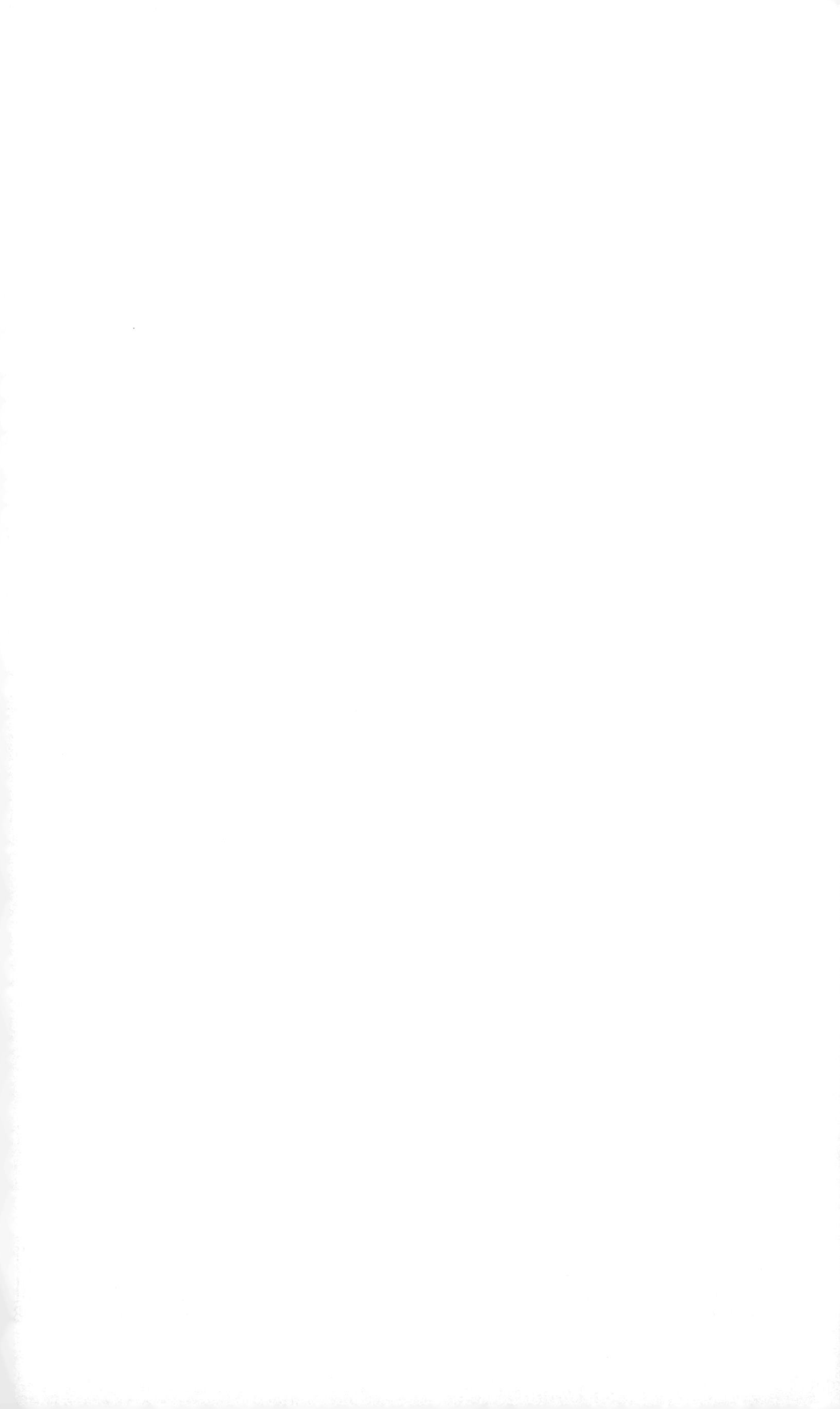

www.ingramcontent.com/pod-product-compliance
Ingram Content Group UK Ltd.
Pitfield, Milton Keynes, MK11 3LW, UK
UKHW021010180726
13838UKWH00004B/1506

9 782329 066578